BIBLIOTHÈQUE de la GAZETTE MÉDICALE de PARIS

llection nouvelle de mémoires et d'actualités de médecine et de thérapeutique, d'assistance et d'hygiène sociales

publiée sous la direction du Dr LUCIEN-GRAUX

TRAITEMENT

DES

Constipations et de la Colite Muco-Membraneuse

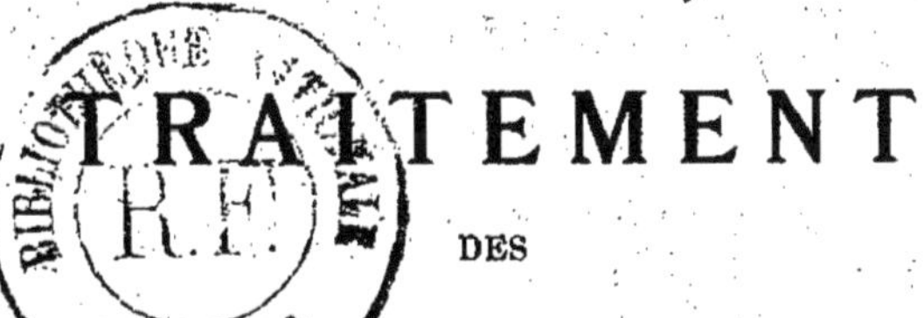

PAR LES

COURANTS de HAUTE FRÉQUENCE

PAR

George FLEIG   et   **Michel FRENKEL**

Docteur en médecine,   *Docteur ès-sciences,*

Assistant d'électrothérapie à l'Hôpital   *Membre de la Société de Médecine*
Saint-Louis.   *de Paris.*

Communication au IIe Congrès International de Physiothérapie
à Rome.

PARIS

LIBRAIRIE DE LA GAZETTE MÉDICALE DE PARIS

33, Rue Jean-Jacques Rousseau.

—

1907

Traitement des Constipations et de la Colite Muco-Membraneuse par les Courants de Haute Fréquence

Ces affections, si fréquentes chez les babitants des villes, sont malheureusement traitées le plus souvent par les malades eux-mêmes à l'aide de purgations et de lavements. Le résultat passager que ces médications procurent ne persiste guère et, l'accoutumance aidant, le mal ne fait que s'aggraver.

L'électrothérapie a marqué un grand progrès dans le traitement de ces affections. Les modalités électriques, les plus variées, ont été employées : les courants galvanique, faradique, galvano-faradique, l'électricité statique, et aussi les courants de haute fréquence en applications générales — cage ou lit condensateur.

Certes, toutes ces formes d'électrothérapie, maniées par leurs promoteurs et leurs partisans, ont donné des guérisons incontestables. Mais, il faut bien le dire, dans la plupart des cas les traitements sont longs, et les applications en sont parfois douloureuses et mal supportées.

Or, nous avons observé, au cours de cures, par applications locales des courants de haute fréquence, d'affections telles que fissures, hémorroïdes, fistules, que nos malades — habituellement constipés — voyaient leurs selles se régulariser, et cela sans avoir rien changé à leur régime ni à leur genre de vie. Ces observations nous ont conduit à essayer, de parti-pris, de guérir les constipations par l'application rectale des hautes fréquences.

Les événements ont justifié notre tentative. Dans

une vingtaine de cas, et *quelle que fût la forme étiologique de la constipation*, nous avons obtenu des résultats favorables, au bout d'un nombre de séances relativement restreint.

En général, nous considérions la cure comme terminée lorsque nos malades arrivaient à avoir des évacuations quotidiennes, régulières pendant 8 jours consécutifs après la dernière application. Concurremment à la régularisation des fonctions intestinales, les malades retirent du traitement le bénéfice de l'amélioration de leur état général — suffisamment connue comme l'un des effets les plus constants des courants de H. F. — L'appétit renaît, les forces reviennent, l'état de dépression physique et moral disparaît graduellement.

Entre autres avantages, cette méthode possède celui de n'être ni douloureuse, ni même simplement pénible.

Notre technique est la suivante :

Installation Gaiffe, sur courant urbain de 110 ^{V} alternatif monophasé. Résonnateur de Oudin. Application monopolaire — le malade étant étendu sur un matelas isolant — avec électrodes de Doumer ou de Mac-Intyre, à diamètres progressivement croissants. Introduction lente et profonde dans le rectum, après lubréfication abondante à la vaseline.

Durée des séances : 5 à 15 minutes.

Intensité croissante pendant la première partie de l'application, décroissante pendant la seconde.

Intervalle entre les séances : au début, 3 applications par semaine, puis, à intervalles de plus en plus espacés. Durée totale moyenne du traitement : 4 à 6 semaines, comprenant un total de 10 à 15 séances.

La plupart de nos malades revus au bout de plusieurs mois, accusaient le maintien des bons effets du traitement.

En ce qui concerne le traitement de la *colite muco-*

membraneuse, notre expérience est bien plus restreinte, puisque nous n'avons eu l'occasion d'en soumettre à la H. F. seulement trois cas, dont nous rapportons plus loin les observations.

Le dispositif que nous avons adopté est le suivant :

Résonnateur de Oudin. Application bipolaire : électrode abdominale et électrode rectale de Doumer ou de Mac-Intyre. Comme électrode abdominale, nous employons une large plaque d'étain de 30 $\times$ 40 c. recouverte de peau de chamois, abondamment humidifiée à l'eau tiède, appliquée et maintenue sur le ventre par une sangle. Le malade étant couché sur un matelas isolant, nous opérons comme nous l'avons décrit plus haut.

I. — M. C..., 31 ans, nous est adressé le 16 novembre 1906 par le docteur Tansard (de Paris), avec le diagnostic de colite muco-membraneuse datant de 2 ans, compliquée d'hémorrhoïdes volumineuses et saignant abondamment. Le 2 décembre, après six séances de H. F., l'état général était déjà sensiblement amélioré et les douleurs abdominales beaucoup moins intenses.

Le 15 décembre, au bout d'un mois de traitement (11 séances), le malade accuse des selles spontanées, quotidiennes, auxquelles se mélangent encore quelques glaires. L'appétit est plus vif, et le facies est beaucoup meilleur.

Nous espaçons ensuite les séances, que nous ne renouvelons plus qu'à une semaine d'intervalle, en moyenne. Le 25 Janvier 1907, après avoir subi en tout 17 applications de H. F., en 10 semaines, notre malade se déclare guéri, et cesse de venir au traitement. Les hémorrhoïdes n'avaient pas complètement disparu et saignaient encore parfois — mais les selles, régulières et quotidiennes, ne contenaient plus ni glaires ni membranes ; les douleurs abdominales ne réapparaissaient guère qu'à l'occasion d'un écart de régime ; la santé générale était excellente, et un embonpoint très sensible commençait à se manifester.

M. C..., revu en juillet 1907, était toujours dans un état de santé très satisfaisant.

II. — M. L..., 28 ans, est confié à nos soins par le docteur Artières (de Vitry), le 3 Mai 1907. Colite muco-membraneuse datant de plusieurs mois, constipation et diarrhée alternantes, amaigrissement très considérable, anorexie, neurasthénie et dépression physique et intellectuelle.

Nous soumettons d'abord M. L... à la galvano-faradisation faite suivant la méthode de Delherm. Dix séances, mal supportées d'ailleurs, n'amenèrent aucun résultat appréciable.

Le 25 mai, nous commençons la H. F.

Le 29 mai, à la 2me séance, notre malade accusait déjà un mieux sensible.

Le 7 juin, à la 5o séance, l'état général était très nettement amélioré : moins de lassitude physique, plus de facilité pour les travaux intellectuels, retour de l'appétit. Quelques selles spontanées, mais contenant encore quelques glaires et des membranes. Presque plus de douleurs abdominales.

Le 10 juin, après 9 applications de H. F., M. L... nous parut tout à fait rétabli. Augmentation de poids de 3 kilogr., mine fraîche et reposée, activité physique et intellectuelle très satisfaisante. Sommeil régulier ; appétit vif ; selles quotidiennes (parfois même bi-quotidiennes), normales, sans peaux ni glaires. Aucune douleur abdominale spontanée ni provoquée par la pression sur le trajet du côlon.

III. — Mme G..., 33 ans, nous est adressée le 4 juillet 1907 par notre ami le docteur Kendirdjy, avec le diagnostic de colite muco-membraneuse, ptose intestinale, constipation opiniâtre, datant de plusieurs années.

Nous commençons immédiatement les applications de H. F. Les deux premières séances durent être courtes, et l'électrode rectale de très petit diamètre, à cause d'un ténesme très vif dû à une petite ulcération de la muqueuse située à 2 ou 3 centimètres de l'anus.

A partir de la troisième séance, le traitement put être mené plus vigoureusement, la malade n'accusant plus de douleur pendant l'application.

Le 12 juillet, au bout de 5 séances, une amélioration très nette commence à se manifester. Mme G... a pu avoir 2 selles spontanées, ce qui ne lui était jamais arrivé depuis plusieurs années. L'appétit est meilleur. La défécation n'est presque plus douloureuse.

Le 6 août, après 21 séances, l'état général était devenu très satisfaisant. Les selles, spontanées et quotidiennes, ne contiennent ni glaires ni membranes. Beaucoup moins de douleur à la pression de l'abdomen, qui est beaucoup plus souple et moins volumineux.

Le 11 août, après 23 séances de H. F., le résultat obtenu est tout à fait satisfaisant, et nous arrêtons le traitement.

Le docteur Kendirdjy, après avoir revu Mme G..., le 20 août, nous manifeste sa bonne impression du succès de la cure. Nous avons revu maintes fois notre malade depuis la cessation du traitement, et sa santé intestinale continue à être parfaite.

BIBLIOTHÈQUE DE LA GAZETTE MÉDICALE DE PARIS

Collection nouvelle de mémoires et d'actualités de médecine et de thérapeutique d'assistance et d'hygiène sociales.

Chaque volume franco : 75 centimes.

Dr GEORGE FLEIG. — Traitement de l'hypertrophie prostatique par les rayons X.

Dr ESMONET. — Les sports d'hiver en Suisse, la Riviera en danger.

Dr MAZERAN. — La question de régime dans les stations hydro-minérales françaises.

Dr FILLASSIER. — De la législation française en matière de logements insalubres.

Dr JEANNEL. — Action thérapeutique et physiologique de l'eau du Mont Dore.

Dr LUCIEN-GRAUX. — Le Sweating-System et la loi sur la protection de la santé publique.

Dr BAUMANN. — La cure de Châtel-Guyon. Son action. Ses indications.

Dr DRESCH. — Traitement thermal sulfureux de la syphilis.

Dr Léon MEUNIER. — La dyspepsie salivaire.

Dr André CLAISSE. — Le Climat marin à Biarritz.

Drs George FLEIG et Michel FRENKEL. — Sur le moyen d'abréger la durée des traitements radiothérapiques profonds par l'élimination des rayons X de faible pénétration.

Drs George FLEIG et Michel FRENKEL. — Traitement des constipations et de la colite muco-membraneuse par les courants de haute fréquence.

GAZETTE MÉDICALE DE PARIS

Journal de Médecine et de Thérapeutique pratiques, de Sciences biologiques, d'Assistance et d'Hygiène sociales.

FONDÉE EN 1830 — 78ᵉ ANNÉE

Directeur-Rédacteur en chef : Dr LUCIEN-GRAUX.

— Direction Scientifique —

CHANTEMESSE, Professeur d'Hygiène à la Faculté de Paris, Membre de l'Académie de médecine ;

LANDOUZY, Professeur de Clinique médicale, Membre de l'Académie de médecine ;

RECLUS, Professeur de Clinique chirurgicale, Membre de l'Académie de médecine ;

RICHET, Professeur de Physiologie à la Faculté de Paris, Membre de l'Académie de médecine ;

ALBERT ROBIN, Professeur de Clinique thérapeutique, Membre de l'Académie de médecine ;

BALZER, Médecin de l'Hôpital Saint-Louis ;

BAZY, Chirurgien de l'Hôpital Beaujon ;

CHASSEVANT, Professeur agrégé à la Faculté de médecine ;

VAQUEZ, Professeur agrégé, Médecin de l'Hôpital Saint-Antoine ;

MARIE, Médecin en chef de l'Hospice de Villejuif ;

MONPROFIT, Professeur à l'Ecole de médecine d'Angers ;

DESGREZ, Professeur agrégé à la Faculté de médecine ;

MOUREU, Professeur à l'École Supérieure de Pharmacie.

Direction et Rédaction : 95, avenue Kléber, PARIS

Abonnement d'un an : France, 5 francs ; Etranger, 6 francs

(Envoi de numéros spécimen sur demande).

www.ingramcontent.com/pod-product-compliance
Ingram Content Group UK Ltd.
Pitfield, Milton Keynes, MK11 3LW, UK
UKHW021725130726
13696UKWH00006B/2535